CLIMATOLOGIE

DE ROUEN

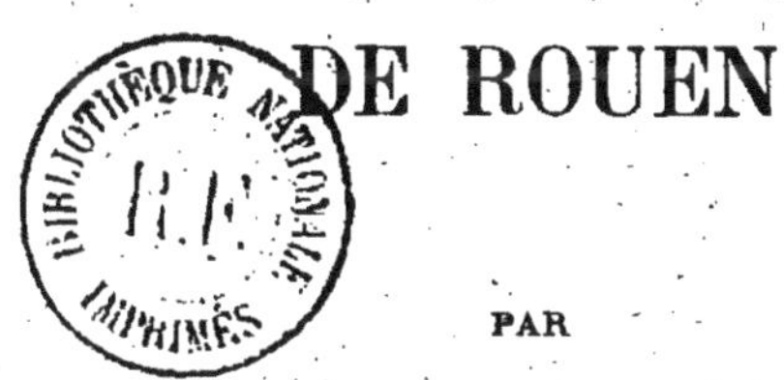

PAR

LUDOVIC GULLY

Vice-Président de la Commission météorologique
de la Seine-Inférieure.

LAVAL

IMPRIMERIE PARISIENNE

L. BARNÉOUD & Cie

1899

CLIMATOLOGIE

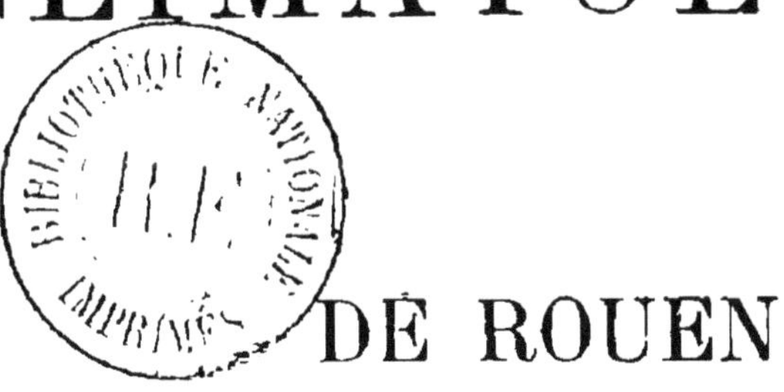

DE ROUEN

CLIMATOLOGIE

DE ROUEN

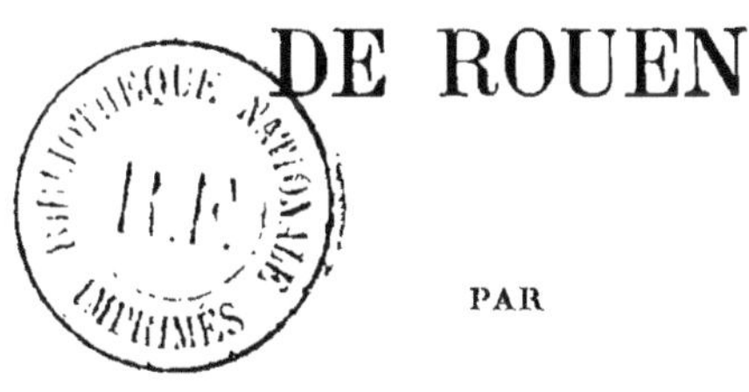

PAR

LUDOVIC GULLY

Vice-Président de la Commission météorologique
de la Seine-Inférieure.

LAVAL

IMPRIMERIE PARISIENNE

L. BARNÉOUD & Cie

1899

CLIMATOLOGIE DE ROUEN

PAR LUDOVIC GULLY

1° Température.

Les premières observations météorologiques faites à Rouen datent de 1757 ; elles sont dues au célèbre chirurgien *Lecat*. Mais, de même que celles publiées en 1776 par *Lepecq de la Clôture*, ces observations ne sont pas complètes et comprennent plutôt un résumé des phénomènes atmosphériques établi au point de vue médical, qu'une série de données météorologiques proprement dites.

De 1763 à la fin de 1768, l'abbé *Vregeon* publia, dans les *Annonces, affiches et avis divers de la haute et basse Normandie*, les observations relatives à la température et à la pression barométrique. *Scanégatty*, physicien, machiniste de la ville, continua cette publication en 1769 et 1770. *Vitalis*, professeur de chimie, fit paraître, de 1802 à 1813, un résumé mensuel d'observations assez complètes, reprises de 1817 à 1833 par MM. *Goubbé* et *Lévy*. Enfin, en 1845, M. *Preisser*, professeur de physique au Lycée, commença une série d'observations faites chaque jour, comprenant l'étude de la température, de la hauteur du baromètre, de la direction du vent et des principaux phénomènes hygrométriques.

Ces observations, que M. Preisser poursuivit jusqu'à sa mort, en 1864, ont été faites ensuite par son successeur, M. *Lévy*, avec le concours de M. *Albert*, préparateur à l'Ecole de physique, jusqu'en 1867. Depuis le 1er janvier 1868, nous les avons entreprises à notre tour.

Ce sont donc cinquante années consécutives d'observations que nous possédons et qui permettent d'établir la climatologie de Rouen d'une manière se rapprochant sensiblement de la véritable normale.

Résumé des observations thermométriques :

Les moyennes de la température résultent de la lecture du thermomètre à 7 h. du matin, 2 h. et 9 h. du soir, de 1845 à 1847 ; à 9 h., midi, 3 h. et 9 h., de 1848 à 1867, et enfin à 9 h., midi, 3 h., 6 h. et 9 h., depuis 1868. Nous avons obtenu ces moyennes pour cinquante années, de 1845 à 1894.

Voici d'abord les moyennes annuelles :

1845	9°8	1858	11°6	1870	11°4	1883	11°9
46	11 9	59	12 5	71	11 1	84	12 3
47	10 2	60	10 2	72	12 4	85	11 2
48	11 0	61	11 8	73	11 9	86	11 8
49	11 8	62	12 1	74	12 2	87	10 6
50	10 8	63	12 3	75	11 9	88	10 5
51	10 7	64	10 4	76	12 3	89	11 1
52	12 9	65	12 2	77	12 0	90	11 0
53	10 2	66	11 5	78	11 8	91	10 6
54	11 4	67	10 5	79	10 1	92	11 2
55	9 8	68	12 9	80	12 6	93	12 7
56	11 3	69	11 9	81	11 7	94	12 0
57	12 4			82	12 0		

Moyenne des cinquante années : 11°5.

On voit, par ce tableau, que le minimum de la température moyenne annuelle (9°8) a eu lieu en 1845 et 1855, et le maximum (12°9) en 1852 et 1868.

L'amplitude de cette moyenne a donc été de 3°1.

La température moyenne annuelle de Paris, déduite de 64 années (1806-1870) est de 10°8, soit inférieure de 0°7 à celle de Rouen.

De 1845 à 1871, les maximums et les minimums ont alterné à peu près régulièrement ; de 1872 à 1878, la température annuelle est constamment supérieure à la normale ; en 1879, minimum (10°1) ; depuis 1880, nouveaux maximums consécutifs ; de 1887 à 1892, température toujours inférieure à la normale.

Les moyennes mensuelles fournissent les résultats suivants, en regard desquels nous avons inscrit celles de Paris se rapportant à la période 1806-1870 :

	Rouen	Paris
	—	—
Janvier	3°2	2°4
Février	5 0	4 5
Mars	7 1	6 4
Avril	11 5	10 1
Mai	15 0	14 2
Juin	18 3	17 2
Juillet	20 1	18 9
Août	19 3	18 5
Septembre	16 5	15 7
Octobre	11 7	11 3
Novembre	6 8	6 5
Décembre	3 8	3 7
Moyenne normale de l'année.	11°5	10°8

La comparaison des moyennes mensuelles de Rouen et de Paris semblerait donner une légère augmentation de la température pour Rouen ; mais les résultats ci-dessus ne comprennent, pour cette dernière ville, que les observations faites pendant le jour. En 1896, la moyenne annuelle, avec des relevés trihoraires par 24 heures, a donné 1°4 de moins que celle des relevés ordinaires de 9 h. du matin à 9 h. du soir. La température serait donc à Rouen, sensiblement égale à celle de Paris.

En groupant les années par périodes de 10, on trouve pour les moyennes décennales :

1845-1854	11°1
55- 64	11 4
65- 74	11 8
75- 84	11 9
85- 94	11 3
Moyenne générale	11°5

L'amplitude thermométrique n'est plus que de 0°8, pour chacune de ces divisions.

En établissant les moyennes les plus basses et les plus hautes constatées pour chaque mois de la période 1845 1894, on obtient des amplitudes pouvant atteindre 11°5.

Moyennes mensuelles extrêmes.

Mois	Minimum	Année	Maximum	Année	Amplitude
Janvier	— 1°0	1871	7°1	1877	8°1
Février	0 0	1845	8 3	1869	8 3
Mars.........	1 5	1845	12 2	1880	10 7
Avril	7 1	1847	16 8	1893	9 7
Mai..........	11 6	1845	18 6	1868	7 0
Juin.........	14 8	1848	22 4	1849	7 6
Juillet	17 0	1845	24 6	1852	7 6
Août.........	15 0	1848	21 8	1871 et 1893	6 8
Septembre ...	13 9	1847	20 7	1865	6 8
Octobre......	8 0	1850	14 9	1861	6 9
Novembre....	3 1	1871	10 1	1852	7 0
Décembre....	— 2 7	1879	8 8	1868	11 5

On voit, par ce qui précède, que la température moyenne de janvier peut quelquefois égaler celle d'avril ; que la moyenne de mars peut surpasser celle de mai, de même que celle d'avril peut être supérieure à celle de juin et atteindre presque celle de juillet. On trouve également des moyennes en septembre très supérieures à celles de juillet, et en décembre une température moyenne parfois plus élevée qu'en octobre.

Les causes perturbatrices de la marche régulière de la température deviennent donc plus manifestes, en considérant un intervalle de temps plus faible, le mois au lieu de l'année.

Si, maintenant, nous groupons les mois par saisons météorologiques, en faisant commencer l'année au 1er décembre, nous obtenons les résultats suivants :

Années	Hiver	Printemps	Eté	Automne	Moy. de l'année
1845	2°2	8°0	16°8	11°8	9°7
46	6 3	11 3	20 6	11 8	12 5
47	1 7	9 3	17 2	11 2	9 8
48	3 2	12 4	16 4	11 5	10 9
49	5 6	10 1	20 2	11 8	11 9
50	3 9	9 8	18 7	10 9	10 8
51	3 5	9 9	19 0	10 6	10 7
52	4 3	12 5	21 2	12 1	12 5
53	5 3	9 3	17 9	10 9	10 8
54	2 8	11 5	17 9	11 4	10 9

Années	Hiver	Printemps	Eté	Automne	Moy. de l'année
1855	2°2	8°8	18°1	11°3	10°1
56	4 0	9 7	19 5	10 9	13 5
57	3 6	11 1	21 4	13 3	12 4
58	3 3	11 6	20 2	11 3	11 6
59	5 4	12 4	21 2	12 0	10 4
60	2 9	10 2	17 1	11 0	10 3
61	2 2	11 7	19 6	12 6	10 3
62	4 8	12 8	18 0	12 1	11 9
63	5 9	11 9	19 6	11 5	12 2
64	4 0	11 3	17 5	10 7	10 9
65	2 5	12 5	20 2	13 8	12 2
66	5 1	10 4	18 8	11 3	11 4
67	4 5	10 3	18 6	10 0	10 9
68	2 6	12 3	21 9	12 2	12 5
69	7 1	11 0	19 2	12 0	12 3
70	3 2	11 7	20 3	11 4	11 6
71	1 9	12 4	19 1	10 2	10 9
72	4 6	11 4	19 3	12 1	11 9
73	5 4	11 3	19 9	11 7	12 1
74	4 9	12 1	20 4	12 5	12 2
75	3 4	12 0	19 3	12 2	11 7
76	4 0	11 0	20 3	12 4	11 9
77	7 4	10 1	20 0	11 5	12 2
78	4 9	11 9	19 9	11 3	12 0
79	2 6	9 9	18 1	11 4	10 5
80	1 6	13 3	19 6	12 1	11 6
81	5 0	12 1	19 5	11 9	12 1
82	4 3	12 9	18 1	12 2	11 8
83	6 0	10 8	19 0	11 9	11 9
84	6 2	11 9	19 8	11 4	12 3
85	4 8	10 3	19 5	10 9	11 4
86	2 8	11 8	19 0	13 4	11 8
87	2 8	9 3	20 7	9 8	10 6
88	2 4	9 7	17 7	11 9	10 4
89	3 4	11 0	19 4	11 5	11 3
90	4 1	11 5	17 7	11 8	11 3
91	1 3	9 8	17 7	11 3	10 0
92	4 1	10 9	19 2	11 5	11 4
93	3 3	14 6	21 0	11 4	12 9
94	4 7	12 3	18 8	11 7	11 9
Moyennes de 50 années.	4°0	11°2	19°2	11°7	11°5

Ce tableau nous donne, pour chaque saison météorologique, les moyennes suivantes :

Hiver	4°0
Printemps	11 2
Eté	19 2
Automne	11 7
Moyenne normale de l'année météorologique...	11°5

Les moyennes extrêmes de chaque saison fournissent les résultats ci-après :

	Minimum	Maximum	Amplitude
Hiver	1°3 (1891)	7°4 (1877)	6°1
Printemps	8 0 (1845)	14 6 (1893)	6 6
Eté	16 4 (1848)	21 4 (1857)	5 0
Automne	9 8 (1887)	13 8 (1865)	4 0

Comme on le voit, il peut arriver que la température moyenne de l'hiver atteigne parfois celle du printemps et que cette dernière égale presque la moyenne de l'été.

Enfin, la moyenne diurne de chaque jour de l'année se trouve consignée dans les tableaux ci-après, qui comprennent en outre le maximum et le minimum de ces mêmes moyennes, observés pendant la période 1845-1894 :

JANVIER

Dates	Maxim.	Minim.	Moyen.	Dates	Maxim.	Minim.	Moyen.
1	13°7	—6°8	2°8	17	10°2	—5°9	2°8
2	10 9	—6 6	2 9	18	10 9	—5 9	3 0
3	11 2	—6 2	2 9	19	11 1	—7 9	3 2
4	10 1	—9 9	2 8	20	12 4	—7 2	2 4
5	9 6	—9 6	2 9	21	9 5	—7 2	2 8
6	11 0	—6 7	3 1	22	11 9	—7 2	3 3
7	10 6	—7 5	2 4	23	12 1	—4 5	3 9
8	11 7	—3 8	2 9	24	9 7	—4 0	3 7
9	10 1	—6 3	2 8	25	10 1	—5 5	3 5
10	11 4	—6 2	2 7	26	9 6	—5 1	3 8
11	10 1	—5 3	2 3	27	9 4	—5 7	4 1
12	11 4	—6 5	2 2	28	9 4	—6 8	3 9
13	12 3	—5 5	3 2	29	12 0	—4 3	4 7
14	9 5	—6 0	3 3	30	12 2	—5 0	4 8
15	12 6	—9 5	3 0	31	10 8	—1 2	4 8
16	9 9	—7 1	3 1				

FÉVRIER

Dates	Maxim.	Minim.	Moyen.	Dates	Maxim.	Minim.	Moyen.
1	12°1	—2°8	4°8	16	12°4	—5°5	5°4
2	11 5	—6 0	5 1	17	12 7	—6 8	5 5
3	10 7	—3 8	4 9	18	11 4	—6 7	5 1
4	10 2	—4 2	4 7	19	12 7	—4 1	4 9
5	10 8	—5 6	4 8	20	11 6	—7 2	4 4
6	10 9	+0 4	5 4	21	12 9	—7 3	4 6
7	11 0	—2 5	5 3	22	12 5	—3 3	4 9
8	12 3	—3 7	5 1	23	10 9	—2 4	5 1
9	11 0	—2 1	4 4	24	12 0	—4 8	5 5
10	11 1	—5 0	3 9	25	12 2	—3 9	5 7
11	12 1	—5 2	3 9	26	10 7	—2 2	6 0
12	10 7	—7 7	3 4	27	13 0	—1 4	5 8
13	12 2	—6 6	4 0	28	14 3	—1 9	5 6
14	11 4	—4 4	4 8	29	11 1	—2 4	6 4
15	11 1	—4 0	5 5				

MARS

Dates	Maxim.	Minim.	Moyen.	Dates	Maxim.	Minim.	Moyen.
1	13°5	—1°2	5°6	17	14°5	—2°3	7°3
2	13 8	—0 9	6 0	18	16 3	—1 5	7 3
3	13 3	—3 0	5 8	19	13 7	—3 0	7 3
4	12 3	—2 3	6 2	20	14 5	—1 8	7 2
5	13 6	—7 1	6 5	21	13 9	—0 1	7 2
6	14 2	—6 7	6 4	22	14 9	+1 3	7 0
7	13 6	—5 2	6 7	23	15 8	+1 3	7 1
8	15 3	—3 5	6 7	24	18 1	+0 8	8 1
9	13 5	—1 1	6 3	25	16 6	+0 4	8 0
10	15 8	—0 8	6 1	26	17 0	+1 0	7 8
11	16 9	—4 3	5 8	27	15 9	+0 8	8 5
12	16 2	—0 9	6 2	28	16 3	+0 9	8 3
13	13 7	—0 6	6 3	39	16 0	+2 3	8 8
14	13 5	—3 1	7 0	30	18 5	+2 0	9 1
15	14 8	—4 0	6 6	31	15 0	+2 6	9 4
16	14 3	+0 0	7 4				

AVRIL

Dates	Maxim.	Minim.	Moyen.	Dates	Maxim.	Minim.	Moyen.
1	16°7	4°1	9°7	9	18°2	4°7	10°7
2	18 3	4 1	10 3	10	19 5	3 7	10 7
3	18 4	2 6	10 7	11	20 6	4 7	10 7
4	17 9	3 9	10 8	12	18 9	4 4	10 8
5	18 4	4 2	10 9	13	20 5	4 2	11 0
6	19 3	4 1	11 2	14	20 5	4 7	11 1
7	19 5	4 0	11 2	15	18 9	4 0	11 4
8	18 3	2 3	11 2	16	20 4	3 1	11 4

AVRIL (suite)

Dates	Maxim.	Minim.	Moyen.	Dates	Maxim.	Minim.	Moyen.
17	19°2	2°2	11°4	24	21°2	5°7	12°0
18	18 4	3 0	11 8	25	21 4	4 3	12 2
19	21 6	4 0	12 4	26	23 7	5 5	12 8
20	21 0	1 1	12 4	27	22 7	4 9	12 6
21	23 1	3 7	12 6	28	21 6	6 2	12 2
22	22 0	6 6	12 8	29	18 0	5 7	11 5
23	21 5	4 9	12 2	30	19 0	6 2	12 2

MAI

Dates	Maxim.	Minim.	Moyen.	Dates	Maxim.	Minim.	Moyen.
1	20°6	6°9	12°2	17	23°7	8°9	15°8
2	17 7	5 0	12 5	18	24 2	7 8	15 3
3	21 1	6 3	13 2	19	24 4	9 1	15 2
4	21 5	5 3	13 0	20	23 3	9 9	16 6
5	21 8	5 9	13 5	21	26 2	9 5	15 6
6	22 8	6 9	13 8	22	26 0	8 8	16 1
7	22 9	7 0	14 0	23	23 1	5 4	16 3
8	22 6	6 9	13 9	24	24 7	8 8	16 5
9	22 0	5 6	14 0	25	24 9	9 7	16 7
10	22 8	7 5	13 9	26	26 4	10 4	16 6
11	23 4	7 3	14 3	27	25 7	8 1	16 3
12	21 5	8 2	14 8	28	24 4	10 6	16 6
13	21 4	7 6	14 8	29	25 5	11 2	16 8
14	22 8	5 9	14 4	30	22 7	9 6	16 5
15	22 7	5 9	14 8	31	23 9	8 5	16 6
16	23 0	7 8	15 2				

JUIN

Dates	Maxim.	Minim.	Moyen.	Dates	Maxim.	Minim.	Moyen.
1	25°0	11°7	17°4	16	28°2	13°1	18°3
2	25 0	11 7	17 8	17	26 1	10 2	17 9
3	26 2	10 9	18 3	18	27 6	11 2	18 3
4	26 7	10 8	18 1	19	28 9	12 9	18 5
5	27 4	11 8	18 2	20	27 2	12 2	18 3
6	25 4	11 8	17 9	21	25 8	12 4	18 5
7	26 8	11 0	17 3	22	26 5	14 3	18 9
8	23 1	10 5	17 4	23	24 3	14 5	18 8
9	25 4	11 2	17 2	24	26 5	14 3	19 5
10	25 6	11 3	17 2	25	27 1	12 3	18 8
11	26 2	11 7	16 9	26	27 8	14 4	19 3
12	25 4	11 9	18 0	27	27 2	15 3	20 2
13	25 8	12 0	18 2	28	27 8	15 7	20 5
14	29 6	12 5	18 5	29	27 4	13 5	19 4
15	30 8	12 6	18 3	30	26 5	13 6	18 9

JUILLET

Dates	Maxim.	Minim.	Moyen.	Dates	Maxim.	Minim.	Moyen.
1	28°5	13°6	18°8	17	27°2	15°0	20°2
2	28 2	14 4	19 4	18	29 1	15 6	20 3
3	28 6	14 9	19 7	19	28 9	15 0	20 3
4	26 6	14 0	20 0	20	26 1	14 4	19 9
5	29 9	11 9	20 3	21	27 2	13 1	20 4
6	30 9	14 7	20 4	22	29 1	15 2	20 7
7	28 0	14 4	20 1	23	27 6	14 4	20 5
8	29 6	13 5	19 8	24	29 8	15 0	19 9
9	28 5	12 9	19 4	25	28 9	14 9	19 9
10	28 9	14 1	19 4	26	25 3	15 5	19 4
11	27 3	12 1	19 8	27	26 6	13 7	19 9
12	30 4	13 7	20 3	28	26 7	14 3	19 9
13	29 5	14 6	20 6	29	25 9	14 0	20 0
14	28 5	14 7	20 8	30	26 7	14 8	20 3
15	30 3	12 5	21 2	31	25 8	12 0	20 2
16	28 4	14 5	20 6				

AOUT

Dates	Maxim.	Minim.	Moyen.	Dates	Maxim.	Minim.	Moyen.
1	27°6	16°5	20°1	17	29°8	14°4	19°4
2	29 1	14 8	19 8	18	29 3	13 9	19 1
3	29 6	13 9	19 4	19	27 4	14 2	18 7
4	28 4	14 4	19 6	20	24 3	14 3	19 0
5	26 9	15 2	20 0	21	24 4	14 3	19 0
6	26 5	14 3	19 5	22	24 9	14 4	18 9
7	27 5	14 3	19 9	23	24 8	13 4	18 9
8	28 7	13 9	20 2	24	25 0	14 0	18 9
9	28 3	14 9	20 1	25	24 8	13 7	19 0
10	27 3	14 6	20 0	26	26 4	14 3	18 7
11	28 2	15 0	19 9	27	26 5	13 6	18 8
12	28 2	15 5	20 5	28	24 8	15 7	18 8
13	28 1	15 1	20 9	29	24 3	12 6	18 0
14	27 9	13 7	19 9	30	26 8	13 4	18 2
15	28 1	13 2	19 8	31	27 1	13 6	18 1
16	28 8	13 7	19 6				

SEPTEMBRE

Dates	Maxim.	Minim.	Moyen.	Dates	Maxim.	Minim.	Moyen.
1	26°7	13°9	18°4	8	24°8	11°7	17°1
2	26 5	13 9	18 2	9	23 1	12 9	17 4
3	24 7	14 1	18 1	10	22 4	12 7	17 4
4	25 2	13 6	17 8	11	22 1	11 0	16 7
5	23 6	11 8	18 0	12	22 6	12 7	17 0
6	24 4	11 6	17 8	13	24 1	11 6	16 8
7	26 0	13 3	17 4	14	24 3	12 3	17 0

SEPTEMBRE (suite)

Dates	Maxim.	Minim.	Moyen.	Dates	Maxim.	Minim.	Moyen.
15	24°1	11°8	16°7	23	21°5	10°6	15°3
16	22 2	11 8	16 6	24	20 3	10 6	15 6
17	23 1	11 6	16 6	25	20 4	8 2	14 9
18	23 1	12 7	16 5	26	20 0	9 3	14 9
19	21 3	12 5	16 1	27	20 8	9 2	15 2
20	20 8	10 7	16 0	28	19 9	8 8	15 0
21	20 5	9 2	15 5	29	21 3	9 8	15 1
22	21 4	9 4	15 2	30	20 9	9 5	15 0

OCTOBRE

Dates	Maxim.	Minim.	Moyen.	Dates	Maxim.	Minim.	Moyen.
1	19°4	9°3	14°5	17	17°6	6°5	11°6
2	19 2	10 0	13 9	18	16 7	5 5	11 6
3	21 5	8 5	13 7	19	18 6	5 7	11 8
4	21 5	7 5	13 8	20	15 9	5 4	10 7
5	20 2	7 3	13 8	21	15 8	5 3	10 5
6	20 0	6 5	14 1	22	15 1	4 3	10 4
7	19 9	7 2	14 0	23	14 8	2 6	10 4
8	20 6	7 9	13 4	24	14 8	2 5	10 2
9	19 6	7 5	12 9	25	14 9	3 3	10 0
10	18 6	7 4	12 6	26	15 7	3 8	9 7
11	18 9	6 3	12 3	27	16 0	1 6	9 7
12	21 2	5 4	11 9	28	16 6	3 0	9 6
13	20 9	6 0	12 0	29	16 8	1 7	9 6
14	18 6	4 5	12 0	30	15 1	2 2	9 4
15	20 4	7 1	11 9	31	14 0	2 4	9 4
16	16 3	7 5	11 6				

NOVEMBRE

Dates	Maxim.	Minim.	Moyen.	Dates	Maxim.	Minim.	Moyen.
1	13°9	2°7	8°9	16	13°6	—0°4	6°6
2	15 3	3 2	8 7	17	11 9	0 0	6 7
3	15 3	2 4	8 7	18	12 6	1 3	6 5
4	15 5	0 4	8 7	19	12 2	—1 4	6 2
5	14 6	1 5	8 8	20	11 7	—3 2	5 2
6	15 4	1 1	8 8	21	12 1	—1 2	5 2
7	14 1	0 6	8 4	22	12 4	—1 4	5 8
8	14 9	—1 9	7 8	23	12 6	—3 1	6 0
9	13 3	1 1	7 1	24	11 6	—0 6	6 0
10	12 6	0 3	6 7	25	12 0	—0 4	5 9
11	12 6	0 8	6 5	26	13 8	—2 8	6 6
12	12 6	0 7	6 7	27	11 7	—5 5	6 0
13	13 1	1 6	6 8	28	11 8	—9 3	5 5
14	15 4	—0 5	6 9	29	13 7	—4 8	5 2
15	13 6	0 6	6 8	30	14 0	—6 3	4 4

DÉCEMBRE

Dates	Maxim.	Minim.	Moyen.	Dates	Maxim.	Minim.	Moyen.
1	11°1	— 3°8	4°2	17	10°3	— 5°7	4°3
2	13 2	— 4 9	4 0	18	12 1	—10 0	3 8
3	12 7	— 5 7	4 0	19	10 0	—13 6	3 6
4	13 2	— 4 5	4 4	20	11 1	—11 9	3 3
5	14 0	— 4 3	5 1	21	10 0	— 8 7	3 4
6	14 4	— 3 2	5 4	22	12 6	— 7 2	3 3
7	13 0	— 6 4	5 0	23	12 6	— 5 2	3 1
8	12 8	—10 1	4 8	24	9 6	— 8 3	2 7
9	13 2	—11 6	3 9	25	11 0	— 5 2	2 6
10	12 0	— 6 4	3 6	26	10 4	— 8 1	2 8
11	10 6	— 6 0	3 3	27	12 4	— 7 3	3 5
12	9 7	— 4 0	3 8	28	11 2	— 4 7	3 2
13	13 4	— 4 4	4 5	29	11 2	— 6 7	2 9
14	12 5	— 6 0	4 5	30	12 9	— 8 7	2 9
15	12 7	— 3 9	5 0	31	12 7	— 7 5	3 1
16	11 6	— 8 0	4 6				

L'examen de ces tableaux conduit à différentes remarques très intéressantes :

1° Si l'on considère la marche moyenne diurne de la température, pendant la période de cinquante années, on constate que le minimum de cette température (2°2) a lieu le 12 janvier, et le maximum (21°2) le 15 juillet. Ces résultats sont conformes à la théorie qui donne pour les époques du plus grand refroidissement et du plus fort échauffement de la terre, les 15 janvier et 15 juillet.

Mais la marche de la température, au lieu de se faire régulièrement en croissant, depuis le 12 janvier jusqu'au 15 juillet, et en décroissant à partir de cette dernière date. présente de notables irrégularités, dues aux perturbations qui produisent parfois de si grandes amplitudes pour un même mois, et pour une même date d'un mois.

Ainsi, en janvier, après le minimum du 12, deux autres s'observent le 20 et le 25. En février, un minimum très important a lieu le 12. La moyenne de la température, qui est de 5°1 le 8, descend à 3°4 le 12 et ne reprend sa valeur normale que le 15.

Un refroidissement moins important se montre encore le 20.

En mars, un premier minimum s'observe le 11 ; la température décroît graduellement du 19 au 22, éprouve une nouvelle baisse le 26, puis croît rapidement jusqu'au 31.

Le mois d'avril présente de faibles minimums les 9, 10 et 24 et une baisse importante le 29.

En mai, minimums les 4, 19, 30 et 31.

En juin, un refroidissement prononcé se produit du 7 au 11 ; un autre minimum a lieu le 25, puis, à partir du 29, la température décroît assez sensiblement jusqu'au 1er juillet. Ce dernier mois est très accidenté. Un premier maximum a lieu le 6 ; la température monte ensuite régulièrement du 9 au 15, jour du maximum de l'année, et présente encore un troisième maximum le 22.

Les refroidissements principaux se montrent les 9 et 10, le 20 et le 26.

La première dizaine d'août présente peu de variations ; un faible maximum se produit les 12 et 13, puis la température descend régulièrement, en présentant deux minimums peu accentués les 18 et 19, et les 29, 30 et 31.

Septembre est, de tous les mois de l'année, le plus régulier, au point de vue de la marche de la température. Les 11 et 22 offrent seuls une légère baisse thermométrique.

En octobre, il y a un maximum les 6 et 7 et une baisse rapide le 20.

En novembre, la température descend du 1er au 4, remonte jusqu'au 6, puis éprouve une baisse très accentuée jusqu'au 11. Il y a, en effet, entre ces deux dernières dates, une différence de 2°3. Du 12 au 18, la moyenne est à peu près stationnaire ; elle subit un minimum les 20 et 21, puis un maximum le 26. A partir de cette date, elle redescend vivement.

Enfin, le mois de décembre présente trois minimums prononcés, du 1er au 4, les 9, 10 et 11, et les 24 et 25. Au contraire, trois maximums se montrent les 6, 15 et 27.

En résumé, la marche de la température moyenne, déduite d'un certain nombre d'années consécutives, présente des variations dont les amplitudes peuvent atteindre 3° pour quelques jours de différence ; mais ces variations seraient évidemment de moins en moins prononcées, si l'on prenait une série d'années de plus en plus longue, puisque la température moyenne d'un lieu peut être considérée comme invariable.

2° Si, au contraire, nous examinons la marche de la température moyenne pour un même jour de l'année, pendant la période 1845-1894, nous trouvons alors des variations très prononcées et qui donnent en hiver des moyennes diurnes plus élevées que celles de certains jours d'été. Ainsi, en se reportant aux tableaux mensuels donnant les températures moyennes maximum et minimum de chaque jour de l'année, on voit que le 1er janvier, la température moyenne peut être plus élevée que celle de la plupart des jours de juin, que celle des 1er, 9, 15, 21 et 31 juillet, etc. Le 1er janvier 1883, la moyenne de la température était de 13°7 ; le 31 juillet 1845, cette moyenne n'était que de 12°, soit inférieure à 1°7 à celle du 1er janvier 1883.

Chaque mois présente ainsi de pareilles anomalies, et il ne serait pas difficile de trouver, dans la période ci-dessus, une même température moyenne ayant été observée depuis le 1er janvier jusqu'au 31 décembre.

On peut, par ce qui précède, se rendre compte de l'impossibilité absolue qu'il y a, actuellement, de prédire la température à venir, puisque nous ignorons encore les causes accidentelles qui viennent modifier à chaque instant la marche de cette température.

Il faut donc continuer les observations, jusqu'à ce qu'on ait déterminé la durée de la période pendant laquelle s'exercent ces causes perturbatrices.

Voici, enfin, les températures extrêmes absolues constatées pendant la période que nous venons de résumer :

2

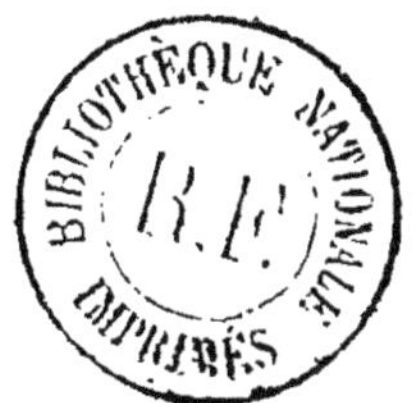

Mois	Maxim.	Année	Minim.	Année
Janvier	17°4	(1883)	—13°8	(1871)
Février	17 9	(1846)	—14 0	(1888)
Mars	23 4	(1880)	—10 9	(1845)
Avril	29 0	(1865)	— 4 1	(1888)
Mai	33 8	(1868)	— 2 1	(1879)
Juin	36 1	(1858)	2 0	(1890)
Juillet	36 1	(1852)	2 3	(1856)
Août	37 5	(1893)	4 1	(1850)
Septembre	33 0	(1886)	— 0 5	(1885)
Octobre	26 6	(1886)	— 4 0	(1890)
Novembre	20 1	(1881)	—16 7	(1890)
Décembre	16 6	(1891)	—20 1	(1859)

Les températures extrêmes de cette période sont donc 37°5 et — 20°1, présentant ainsi une amplitude de 57°6.

Jours de gelées.

Années	Janvier	Février	Mars	Avril	Mai	Septembre	Octobre	Novembre	Décembre	Totaux
1845	31	24	22	—	—	—	—	1	5	83
6	9	3	—	—	—	—	—	—	22	34
7	15	15	9	3	—	—	—	—	4	46
8	23	2	2	—	—	—	—	2	5	34
9	5	5	5	1	—	—	—	5	14	35
1850	23	1	11	—	—	—	2	2	11	50
1	6	14	3	—	—	—	—	14	17	54
2	11	12	4	—	—	—	—	—	—	27
3	1	17	13	—	—	—	—	8	25	64
4	4	8	2	—	—	—	—	9	3	26
55	22	17	12	1	—	—	—	6	19	77
6	10	9	7	—	—	—	—	15	13	54
7	11	15	7	—	—	—	—	7	7	47
8	18	17	11	—	—	—	—	17	11	74
9	16	12	5	5	—	—	—	12	16	66
1860	18	23	6	1	—	—	—	7	13	68
1	12	7	—	—	—	—	—	7	16	42
2	13	9	5	1	—	—	—	9	1	38
3	4	14	8	—	—	—	—	6	4	36
4	21	15	2	1	—	—	—	6	18	63
65	14	11	16	1	—	—	—	2	10	54
6	5	2	7	—	—	—	—	3	7	24

Années	Janvier	Février	Mars	Avril	Mai	Septembre	Octobre	Novembre	Décembre	Totaux
1867	18	1	12	1	—	—	—	13	22	67
8	17	10	3	1	—	—	—	5	—	36
9	13	6	12	1	—	—	1	6	15	54
1870	14	16	10	4	2	—	—	6	23	75
1	23	7	6	2	1	—	2	17	17	75
2	9	5	11	—	—	—	—	—	1	26
3	7	18	4	3	—	—	1	2	11	46
4	9	6	4	1	—	—	—	10	21	51
75	5	22	12	2	—	—	—	7	14	62
6	17	9	7	2	—	—	—	6	3	44
7	4	4	13	—	—	—	3	1	13	38
8	14	7	10	2	—	—	1	6	22	62
9	22	6	7	3	2	—	—	10	28	78
1880	21	6	—	—	—	—	2	5	1	35
1	22	2	2	—	—	—	5	1	10	42
2	12	11	—	1	—	—	—	1	8	33
3	7	3	14	—	—	—	—	1	3	28
4	7	5	9	4	—	—	3	12	8	48
85	21	3	15	1	1	1	—	4	12	58
6	18	16	16	1	—	—	—	3	18	72
7	24	18	16	4	—	—	5	6	13	86
8	18	17	12	7	—	—	8	—	14	76
9	20	14	11	1	—	—	—	8	21	75
1890	5	16	9	2	—	—	5	6	30	73
1	21	21	8	6	—	—	1	12	10	79
2	19	9	14	5	3	—	4	—	17	71
3	20	5	4	1	—	—	—	12	12	54
4	11	8	3	—	—	—	1	5	5	33
Moyennes	14,2	10,46	8,02	1,38	0,18	0,02	0,88	6,06	12,26	53,46

Le résumé qui précède montre que le nombre moyen des jours de gelée est de 53,46 par an ; qu'il gèle toujours en janvier et février ; que décembre est quelquefois indemne de gelée (4 o/o), et qu'en mars et novembre, il n'y a que 8 o/o et 12 o/o de jours sans gel ; enfin, que les gelées sont assez rares en avril, octobre, mai et particulièrement septembre qui n'en a donné qu'un seul jour en 50 ans.

La dernière gelée de printemps a été constatée le 18 mai 1871, et la première d'automne le 28 septembre 1885.

Le nombre annuel des jours de gelées peut varier de 86 (1887) à 24 (1866).

En groupant les mois de chaque saison froide comprenant : novembre, décembre, janvier, février et mars, on trouve comme chiffres maximums des jours de gelée :

1844-45	91 jours.
1859-60	75 —
1886-87	79 —
1890-91	91 —

et comme minimums :

1845-46	19 jours.
1848-49	22 —
1865-66	26 —
1883-84	25 —

Enfin, le même groupement donne pour les nombres de jours pendant lesquels le thermomètre est descendu à — 5° et au-dessous : 12 j. 08 en moyenne par année, savoir : 0 j. 60 en novembre ; 4,28 en décembre ; 4,24 en janvier ; 1,90 en février et 1,06 en mars. On a constaté 20 de ces jours en décembre 1870 et 21 en décembre 1879. Les chiffres maximums pour janvier sont 13 en 1861 et 12 en 1891 et 1893. Février a donné 10 jours en 1888 (1) et mars, 7 jours en 1845 et 1886, avec un maximum de 9 jours en 1892.

2° Pluies.

Les observations pluviométriques ont été faites à l'altitude de 59 m. 93, de 1845 à 1870 ; à celle de 78 m. 00 de 1871 à 1878, et enfin de 49 m. 00, de 1879 à 1894. Elles ont, d'ailleurs, eu lieu dans la partie nord-est de la ville, c'est-à-dire constamment dans le même périmètre.

(1) En février 1895, le minimum diurne des 17 premiers jours a été constamment inférieur à — 5°.

Voici les relevés annuels comprenant la quantité d'eau tombée (pluies ou neiges) et le nombre des jours de pluie :

Années	Pluie m/m	Jours	Années	Pluie m/m	Jours
1845	979 0	124	1870	571 4	127
46	833 9	125	71	729 1	162
47	856 8	122	72	823 2	198
48	880 3	126	73	585 3	166
49	787 0	119	74	596 8	153
50	643 4	116	75	659 2	158
51	834 4	132	76	667 4	173
52	990 0	158	77	826 3	195
53	896 6	147	78	825 6	207
54	821 1	151	79	652 1	189
55	719 1	115	80	831 0	167
56	872 2	129	81	635 4	161
57	583 2	121	82	903 0	192
58	650 6	143	83	774 5	181
59	749 2	120	84	594 3	151
60	1023 6	151	85	746 2	155
61	617 7	107	86	599 2	185
62	765 9	134	87	602 3	151
63	564 8	106	88	668 0	185
64	606 0	133	89	676 4	176
65	724 2	150	90	684 2	153
66	824 9	185	91	647 0	165
67	757 7	185	92	591 9	171
68	658 9	183	93	556 2	156
69	830 1	174	94	596 3	188

Les moyennes résultant des chiffres ci-dessus sont de 730 m/m 3 et 155 jours. A Paris, la moyenne des observations faites de 1689 à 1754 a donné 456 millimètres, et celle des années 1805 à 1822, 508 millimètres. Le nombre moyen des jours de pluie a été de 140. De 1817 à 1827, on a recueilli annuellement 570 millimètres dans la cour de l'observatoire, et 500 millimètres sur la terrasse.

Il tombe donc plus d'eau à Rouen qu'à Paris, bien que le nombre des jours de pluie soit moindre dans notre ville, ce qui implique des averses plus abondantes.

La quantité d'eau qui tombe annuellement à Rouen peut

varier entre 556 m/m 2 en 1893, et 1.023 m/m 6 en 1860, et le nombre des jours de pluie, entre 106 (1863) et 207 (1878).

Les écarts entre les maximums et les minimums sont donc de 467 m/m 4 et 101 jours.

Les moyennes mensuelles, déduites de la période ci-dessus, donnent les résultats suivants, en regard desquels nous avons inscrit ceux relatifs aux observations faites à Paris (Montsouris), de 1875 à 1883 :

MOIS	ROUEN		PARIS	
	Pluie	Jours	Pluie	Jours
—	—	—	—	—
	m/m		m/m	
Janvier	58 2	13 6	38 3	19 9
Février	43 6	12 4	32 3	18 5
Mars..........	51 0	12 8	32 1	16 9
Avril	49 8	11 7	42 7	16 2
Mai...........	58 4	12 4	35 5	14 6
Juin	65 7	12 0	52 6	17 9
Juillet	66 8	12 3	50 7	15 4
Août..........	67 5	12 1	52 5	15 5
Septembre	64 0	12 2	53 0	16 0
Octobre	73 5	14 3	56 2	18 3
Novembre.....	63 5	13 8	52 1	21 2
Décembre.....	68 2	15 0	43 5	20 2
Totaux........	730 2	154 6	541 5	210 6
et moyennes...	60 8	12 9	45 1	17 55

On voit par ce tableau que le nombre des jours de pluie est sensiblement plus faible, à Rouen, pendant les mois chauds, avril à septembre, que pendant les autres mois de l'année. Quant à la quantité d'eau tombée, on en observe quelquefois plus en été qu'en hiver, par suite des averses orageuses donnant un très grand volume en peu de temps.

L'amplitude moyenne, pour les différents mois, est peu considérable ; elle est de 29 m/m 9 pour la quantité d'eau et de 3 j. 3 pour le nombre des jours de pluie ; mais en prenant les extrêmes observés pour chaque mois de la période 1845 à 1894, on trouve alors des différences pouvant atteindre 187 m/m 8 et 26 jours, ainsi que le montre le tableau suivant :

MOIS	PLUIES					JOURS DE PLUIE				
	Minimum	Années	Maximum	Années	Amplitude	Minimum	Années	Maximum	Années	Amplitude
	m/m		m/m		m/m					
Janvier	12 4	1876	128 0	1865	115 6	3 j.	1661	20 j.	1877	17
Février	4 0	1891	102 7	1889	98 7	3 »	1862 1891	23 »	1866	20
Mars	10 7	1893	161 2	1851	150 5	4 »	1853	23 »	1868	19
Avril	2 3	1893	137 8	1871	135 5	1 »	1893	20 »	1871	19
Mai	1 4	1880	149 1	1869	147 7	3 »	1880	23 »	1878 1887	20
Juin	12 5	1870	157 6	1850	145 1	4 »	1887	23 »	1852	19
Juillet	0 2	1885	166 7	1880	166 5	1 »	1885	24 »	1888	23
Août	6 6	1861	133 5	1851	126 9	3 »	1855	21 »	1860 1894	18
Septembre	9 3	1865	140 3	1866 1876	131 0	3 »	1865	25 »	1885	24
Octobre	5 2	1861	188 0	1870	182 8	1 »	1861	27 »	1885	26
Novembre	13 0	1879	161 1	1882	148 1	4 »	1855	25 »	1882	21
Décembre	12 8	1866	139 4	1855	126 6	3 »	1862	26 »	1869	23
Extrêmes	0 2	1885 juil.	188 0	1870 oct.	187,8	1 »	1861 oct. 1893 av. 1883 juillet	27 »	1885 oct.	26

Les amplitudes extrêmes, pour la quantité d'eau, égalent presque le triple du chiffre moyen mensuel, et, pour le nombre des jours de pluie, une fois et demie ce chiffre.

Le groupement des mois, par saisons météorologiques, l'année commençant au 1er décembre, donne les résultats suivants :

Années	HIVER		PRINTEMPS		ÉTÉ		AUTOMNE		TOTAUX de l'année	
	Pluie	jours	Pluie	jours	Pluie	jours	Pluie	jours	Pluie	jours
	m/m		m/m		m/m		m/m		m/m	
1845	218 1	30	275 0	34	213 1	22	216 4	28	922 6	114
1846	255 3	51	209 7	35	166 5	19	264 0	31	895 5	137
1847	257 2	36	199 8	35	217 3	25	186 1	32	860 4	128
1848	187 7	28	247 9	34	246 9	37	211 4	25	893 9	124
1849	210 3	36	144 3	25	187 0	27	221 2	33	762 8	121
1850	166 2	27	113 8	24	157 4	30	189 7	34	627 1	115
1851	196 7	29	254 8	38	246 0	30	184 2	36	881 7	133
1852	180 8	36	139 2	28	336 7	47	296 0	40	952 7	151
1853	209 4	45	225 2	35	263 7	32	249 5	38	947 8	150
1854	119 9	33	152 0	33	261 7	41	185 0	37	718 0	144
1855	237 7	44	204 1	29	218 3	29	162 0	26	822 1	128
1856	142 8	26	254 5	39	228 6	27	222 6	30	848 5	122
1857	165 2	34	121 6	32	192 9	28	133 6	34	613 3	128
1858	79 0	27	144 5	37	257 5	39	98 9	33	579 9	136
1859	193 7	32	197 7	32	212 7	23	170 8	34	774 9	121
1860	208 4	32	244 5	35	292 2	44	258 8	37	1.003 9	148
1861	167 4	30	124 2	25	249 8	40	153 7	28	695 1	123
1862	61 0	19	223 7	39	240 6	31	200 3	34	725 6	123
1863	131 6	31	83 2	23	169 3	25	182 7	29	566 8	108
1864	149 9	33	134 2	30	166 0	35	191 7	39	641 8	137
1865	221 1	46	144 8	37	214 8	32	150 5	37	731 2	152
1866	181 9	48	122 5	39	244 5	40	206 6	48	755 2	175
1867	230 7	57	210 6	52	167 3	34	151 0	40	759 6	183
1868	174 0	54	88 2	46	200 5	32	167 5	43	630 2	175
1869	180 1	54	366 9	49	68 9	23	225 6	50	841 5	176
1870	170 6	50	60 4	23	91 4	27	307 3	39	629 7	139
1871	123 9	40	200 1	36	197 2	48	199 4	34	720 6	158
1872	160 0	48	140 0	46	220 9	43	250 2	53	771 1	190
1873	203 2	55	122 0	41	184 6	41	159 5	43	669 3	180
1874	85 1	37	86 7	32	124 0	37	207 1	39	502 9	145
1875	212 7	48	62 3	27	253 1	45	211 2	45	739 3	165
1876	118 4	40	151 0	46	117 4	33	257 2	49	644 0	168
1877	195 5	60	222 2	55	164 8	32	218 6	47	801 1	194
1878	142 3	46	270 1	59	193 5	48	250 4	53	856 3	206
1879	180 1	52	135 0	49	258 7	60	90 2	38	664 0	199
1880	107 5	33	61 1	22	373 4	47	242 2	49	784 2	151
1881	178 8	57	101 2	31	182 0	41	206 5	41	668 5	170
1882	115 5	35	167 7	38	227 3	52	337 4	65	847 9	190
1883	212 8	47	122 9	36	195 8	44	279 5	53	811 0	180
1884	156 3	49	107 3	29	135 7	32	140 7	41	540 0	151
1885	204 6	42	203 5	44	99 0	17	305 9	57	813 0	160
1886	151 8	43	109 8	47	134 2	41	148 2	44	544 0	175
1887	157 6	44	130 9	45	136 4	19	183 9	48	608 8	156
1888	196 9	48	165 7	48	277 3	59	99 0	38	738 9	193
1889	184 5	44	146 7	47	155 3	44	163 4	40	649 9	175
1890	138 5	37	170 4	42	227 9	44	179 0	37	715 8	160
1891	55 2	19	170 2	43	187 6	48	169 2	42	582 2	152
1892	193 0	53	67 9	32	137 8	35	204 2	55	602 9	175
1893	201 7	53	56 0	18	112 8	34	213 2	51	583 7	156
1894	165 6	47	105 0	37	190 0	58	148 5	40	609 1	182
Moy.	170 8	40 9	159 3	36 8	200 0	36 4	201 0	40 3	731 1	154 4

Les moyennes de chaque saison météorologique sont donc :

	Pluie	Jours
	m/m	
Hiver	170 8	40 9
Printemps	159 3	36 8
Eté	200 0	36 4
Automne	201 0	40 3
Moyennes pour l'année météorologique.	731 1	154 4

L'été et l'automne fournissent la plus grande quantité d'eau ; le printemps donne la plus faible. Le plus grand nombre de jours de pluie a lieu en hiver et en automne. Le printemps et l'été présentent sensiblement les mêmes chiffres.

Les extrêmes observés pour chaque saison donnent les chiffres suivants :

1° *Minimums.*

	Pluie	Années	Jours de pluie	Années
	m/m			
Hiver	55 2	1891	19	1862 et 1891
Printemps	56 0	1893	18	1893
Eté	68 9	1869	17	1885
Automne	90 2	1879	25	1848

2° *Maximums.*

	Pluie	Années	Jours de pluie	Années
	m/m			
Hiver	257 2	1847	60	1877
Printemps	366 9	1869	59	1878
Eté	373 4	1880	60	1879
Automne	337 4	1882	65.	1882

La quantité d'eau tombée peut donc varier, pour une même saison, dans le rapport de 1 à 6,55 et le nombre des jours de pluie, dans celui de 1 à 3,53.

Il tombe annuellement, sur toute la surface du globe, une quantité constante d'eau, puisque cette eau provient de l'évaporation des mers, et que la température moyenne annuelle est invariable.

Mais la répartition des pluies ne se fait pas, chaque année, de la même façon ; voilà pourquoi, pour un même lieu, on observe parfois des différences si grandes dans les chiffres indiquant l'eau tombée et le nombre des jours de pluie, considérés pendant plusieurs années consécutives.

Ainsi, dans la période 1845 à 1894, on compte vingt-quatre années sèches, neuf normales et dix-sept humides, sans observer de groupement périodique bien marqué, ni de relation quelconque avec la température moyenne. Notons cependant que de 1886 à 1894, la moyenne annuelle de la quantité d'eau tombée s'est constamment maintenue au-dessous de la normale.

La succession des saisons présente, au contraire, quelques périodes assez longues de sécheresse et d'humidité.

De 1845 à 1848, il y a excès de pluie pour chaque saison, à l'exception de l'été de 1846 et de l'automne de 1847. Au contraire, en 1849 et 1850, les saisons, sauf l'automne 1849, sont sèches. Les trois premières saisons de 1851 sont humides, ainsi que l'été et l'automne de 1852 et les quatre saisons de 1853. Nouvelles périodes d'humidité pendant l'hiver, le printemps et l'été de 1855, ainsi que pendant le printemps, l'été et l'automne de 1856. Les quatre saisons de 1857 sont sèches ; de même l'hiver et le printemps de 1858. L'année 1860 présente un excès considérable d'eau pour chacune de ses saisons. En 1863 et 1864, toutes les saisons sont, au contraire, sèches.

De 1865 à 1869, les saisons ne présentent aucune période prononcée de sécheresse ou d'humidité. L'hiver, le printemps et l'été de 1870 sont secs ; il en est de même pour le printemps, l'été et l'automne de 1873 et les trois premières saisons de 1874. Nouvelle période de sécheresse pendant l'hiver, le printemps et l'été de 1876, suivie d'une période humide pendant l'automne de 1876, l'hiver et le printemps de 1877.

L'automne de 1879, l'hiver et le printemps de 1880 sont

secs ; l'été et l'automne de cette dernière année sont, au contraire, humides. L'été et l'automne de 1882 sont également humides, ainsi que l'hiver de 1883 ; les quatre saisons de 1884 sont sèches ; 1885 est humide, à l'exception de l'été; les quatre saisons de 1886 et 1887 sont sèches ; l'été de 1888 est humide et l'automne sec ; en 1889, l'été et l'automne sont secs ; en 1890 et 1891, l'hiver et l'automne sont secs ; le printemps et l'été de 1892 et 1893 sont secs ; en 1894, printemps et automne secs.

Les principales périodes mensuelles de sécheresse sont les suivantes :

	Mois
	—
Janvier à juillet 1850	= 7
Août 1853 à avril 1854	9
Février à mai 1857	4
Juillet 1857 à juin 1858	12
Novembre 1862 à janvier 1864	15
Août à novembre 1867	4
Février à juin 1868	5
Juin à octobre 1869	5
Janvier à septembre 1870	9
Janvier à mai 1873	5
Juillet 1873 à octobre 1874	16
Février à mai 1875	4
Avril à août 1876	5
Juin à octobre 1877	5
Septembre 1879 à mai 1880	9
Janvier à juillet 1881	7
Février à juin 1883	5
Janvier à novembre 1884	11
Février à septembre 1886	8
Janvier à avril 1887	4
Août 1888 à janvier 1889	6
Mars à décembre 1889	10
Août à novembre 1891	4
Mars à septembre 1892	7
Mars à octobre 1893	8
Août 1894 à février 1895	7

Les principales périodes mensuelles d'humidité, dans la même série d'années, sont :

	Mois
Février à juin 1845	= 5
Novembre 1845 à avril 1846	6
Mai 1852 à février 1853	10
Avril à septembre 1856	6
Décembre 1859 à octobre 1860	11
Décembre 1866 à mai 1867	6
Janvier à mai 1877	5
Juin à octobre 1880	5
Juillet 1882 à janvier 1883	7
Février à juin 1885	5

Comme on le voit, les périodes de sécheresse sont, non seulement plus nombreuses, mais encore plus importantes sous le rapport de la durée que les périodes d'humidité, puisque le maximum des premières atteint seize mois, tandis que celui des secondes ne dépasse pas onze mois.

Le mois de février paraît être celui, de tous les autres mois de l'année, qui présente la relation la plus marquée avec le caractère dominant de ceux qui le suivent. Généralement, lorsque février est sec, il est suivi d'un certain nombre de mois également secs. C'est ainsi que les mois de février 1850, 1854, 1857, 1858, 1863, 1868, 1870, 1872, 1873, 1874, 1875, 1883, 1884 et 1886, ayant été secs, ont été suivis de plusieurs mois consécutivement secs. Au contraire, les mois de février 1845, 1846, 1848, 1860, 1867, 1877 et 1885 ont été humides et suivis de plusieurs autres mois également humides.

Si, maintenant, on examine les suites non interrompues de jours secs et humides, en ne considérant que celles qui égalent au moins quinze jours, on trouve les périodes suivantes :

1° Sécheresse.

		Jours
1845	du 4 au 21 juin	= 18
—	du 20 août au 13 sept	25
—	du 21 oct. au 15 nov	26
1846	du 21 mai au 6 juin	17
—	du 27 oct. au 20 nov	25

		Jours
1849	du 4 au 19 fév.	= 16
1850	du 26 août au 20 sept.	26
1851	du 20 mai au 6 juin	18
—	du 3 au 17 sept.	15
1852	du 1er au 17 avril	17
1853	du 6 au 22 mars	17
—	du 29 oct. au 13 nov.	16
1854	du 21 fév. au 12 mars	20
—	du 27 mars au 11 avril	16
—	du 22 août au 12 sept.	22
1855	du 14 avril au 1er mai	18
—	du 4 au 22 nov.	19
1859	du 29 juin au 17 juill.	19
1860	du 10 au 26 fév.	17
—	du 27 juin au 13 juill.	17
—	du 21 oct. au 12 nov.	23
1861	du 8 janv. au 11 fév.	35
—	du 4 au 25 avril	22
—	du 10 au 31 mai	22
—	du 31 oct. au 21 nov.	22
—	du 17 déc. au 4 janv. 1862	19
1863	du 21 mars au 6 avril	17
—	du 26 juin au 19 juill.	24
—	du 24 juill. au 16 août	24
1864	du 24 sept. au 20 oct.	27
1865	du 4 au 28 juin	25
—	du 10 sept. au 7 oct.	28
1866	du 30 sept. au 14 oct.	15
1867	du 27 déc. au 10 janv. 1868	15
1868	du 2 au 16 sept.	15
1869	du 23 juin au 23 juill.	31
—	du 15 au 31 août	17
1870	du 10 au 26 avril	17
—	du 15 sept. au 7 oct.	23
1873	du 19 sept. au 3 oct.	15
1874	du 15 avril au 1er mai	17
1876	du 9 au 23 juill.	15
1880	du 23 janv. au 6 fév.	15
—	du 8 au 27 mars	20
—	du 27 avril au 18 mai	22
1882	du 30 janv. au 13 fév.	15
1883	du 31 mars au 15 avril	16
1885	du 15 au 29 janv.	15
—	du 30 juin au 5 août	36
1886	du 24 juin au 8 juill.	15
1887	du 5 juin au 8 juill.	34
—	du 28 juill. au 15 août	19

	Jours
1888 du 10 au 24 sept.	15
1889 du 17 juin au 7 juill.	20
— du 4 au 18 sept.	15
1890 du 30 août au 16 sept.	18
1891 du 13 fév. au 1er mars	17
1892 du 30 mars au 13 avril	15
— du 17 déc. au 1er janv. 1893	16
1893 du 18 mars au 14 mai	58
1894 du 16 nov. au 3 déc.	18

2° *Humidité.*

Nous indiquons, dans cette seconde partie, les périodes comprenant au moins quinze jours de pluie, séparés quelquefois par un ou deux jours sans pluie. Les dates d'interruption sont mises entre parenthèses.

	Jours
1845 du 11 au 31 déc. (13, 26, 27).	= 18
1846 du 16 janv. au 9 fév. (20, 26, 27, 6).	21
1851 du 10 au 30 mars. (11, 16, 23, 24).	17
1852 du 7 au 30 juin. (12, 25, 29).	21
1854 du 26 juin au 12 juill. (1, 3).	15
— du 1er au 17 déc. (5, 7).	15
1860 du 1er au 31 août. (7, 9, 13, 15, 18, 23, 25, 27, 28, 30).	21
— du 15 sept. au 3 oct. (17, 22, 30, 2).	15
— du 25 nov. au 26 déc. (28, 9, 15, 17, 19, 24).	26
1861 du 4 au 27 juill. (11, 12, 15, 18).	19
1864 du 31 août au 23 sept. (9, 17).	22

	Jours
1865 du 16 fév. au 11 mars............	= 21
(21, 3, 4).	
— du 8 oct. au 3 nov...............	22
(11, 13, 14, 16, 2).	
1866 du 29 janv. au 18 fév............	21
— du 27 août au 23 sept........ ...	27
(1er).	
1867 du 23 janv. au 17 fév............	25
(14).	
— du 9 au 31 mars................	18
(11, 17, 21, 23, 29)	
— du 14 avril au 1er mai...........	16
(15, 18).	
— du 12 au 28 juill...............	15
(22).	
1868 du 11 janv. au 8 fév............	24
(16, 17, 24, 31, 4).	
— du 19 fév. au 18 mars...........	26
(26, 28, 14).	
— du 8 au 30 avril................	18
(12, 13, 15, 22, 27).	
— du 6 au 27 août................	18
(9, 12, 15, 26).	
— du 2 déc. au 9 janv.......... ...	34
(10. 11, 13, 14, 1er).	
1869 du 13 oct. au 9 nov......	22
(14, 17, 20, 23, 25, 1er).	
— du 8 au 28 déc.....	19
(11, 22).	
1870 du 31 déc. 1869 au 16 janv.......	15
(2, 6).	
— du 8 au 31 oct..................	19
(11, 12, 15, 22, 30).	
1871 du 9 au 30 avril...............	19
(13, 24, 25).	
— du 21 sept. au 8 oct.............	16
(30, 6).	
1872 du 4 au 19 mai.................	15
(5).	

		Jours
1872	du 24 juill. au 11 août........... (25, 31, 1er).	= 16
—	du 9 nov. au 22 déc.............. (21, 24, 26, 1er).	40
1873	du 18 août au 18 sept............. (22, 26, 27, 2, 5, 8, 10).	25
1875	du 28 juin au 24 juill............ (5, 13, 18, 20, 21).	22
1876	du 13 fév. au 22 mars............ (18, 3, 19, 21).	35
—	du 18 août au 17 sept............ (22, 26, 28, 1er, 15).	26
—	du 24 nov. au 8 déc..............	15
1877	du 24 janv. au 11 avril........... (3, 5, 6, 14, 15 fév. ; 1er, 10, 11, 14, 18, 19, 22, 30, 31 mars, 1er avril).	63
—	du 19 nov. au 7 déc.............. (2, 3).	17
1878	du 6 mai au 19 juin............. (9, 17, 30, 31, 1er, 6, 7).	38
—	du 19 oct. au 18 nov............ (31, 1er, 9).	28
1879	du 13 mai au 22 juill............ (19, 20, 21, 22, 26, 30 mai, 4, 9, 10, 18, 19, 22, 23, 26, 27, 30 juin, 11 et 19 juill.).	54
—	du 5 au 30 août.................. (10, 12, 13, 20, 22, 29).	20
1880	du 7 au 22 fév.................. (11).	15
—	du 7 au 23 sept.................	17
—	du 8 déc. au 2 janv. 1881........ (10, 25).	24
1881	du 25 janv. au 11 fév. .... (31, 1er, 6).	15
—	du 9 août au 12 sept............. (11, 12, 17, 18, 20, 22, 28, 3, 4, 7, 9).	24

		Jours
1882	du 20 oct. au 29 nov............. (2, 5, 7, 28).	= 37
1883	du 20 sept. au 5 oct.............. (23).	15
—	du 4 au 25 nov.................. (7, 14, 15, 18).	18
1884	du 18 nov. au 25 déc......... ... (19, 22, 25, 30, 6, 12, 13, 16, 22, 24).	28
1885	du 29 sept. au 1er nov........... (4, 18, 19, 25).	34
1887	du 5 au 21 déc.................. (12, 14).	17
1888	du 23 juin au 12 juill..... ...... (1, 9).	20
1892	du 30 sept. au 25 oct............. (12, 19, 24).	26
1893	du 7 fév. au 2 mars..... .... (15, 18, 28).	24
—	du 16 sept. au 14 oct............. (19, 24, 28, 1, 8, 13).	29

La plus longue période de sécheresse continue a donc été de 58 jours, du 18 mars au 14 mai 1893, interrompue seulement le 30 avril et le 10 mai par une très faible quantité de pluie. Tous les mois de l'année se trouvent représentés par des périodes semblables plus ou moins longues, mais on ne rencontre le mois de décembre que trois fois, tandis qu'avril et septembre figurent neuf fois.

La plus longue période continue d'humidité a eu lieu du 24 janvier au 11 avril 1877, avec 63 jours de pluie et 15 interruptions de 1 à 2 jours. Du 9 novembre au 22 décembre 1872, il y a eu 40 jours de pluie, avec 4 interruptions seulement. On rencontre également tous les mois de l'année dans ces périodes ; ceux de mai et juin ne s'y trouvent que deux fois, mais le mois de septembre y figure onze fois.

Enfin, les plus fortes quantités d'eau constatées dans l'intervalle de vingt-quatre heures ont eu lieu aux époques suivantes :

			Millimètres
1er mars	1848	....	32 60
22 septembre	—	....	54 30
2 —	1849	....	30 20
15 décembre	1850	....	31 40
6 août	1851	....	65 00
9 juillet	1858	....	52 50
22 août	—	....	47 50
27 décembre	—	....	31 50
30 janvier	1859	....	33 50
20 mai	—	....	32 30
28 juin	—	....	49 00
26 août	—	....	33 50
16 juin	1860	....	34 20
3 —	1864	....	30 50 (1 h.)
9 avril	1866	....	37 50
13 juillet	1868	....	36 95 (3/4 h.)
20 mars	1869	....	31 25
4 avril	—	....	35 40
4 mai	—	....	31 75
9 juillet	1870	....	33 85
26 octobre	—	....	34 00
24 juillet	1872	....	46 00 (1 h. 1/2)
30 juin	1873	....	32 85 (1 h.)
3 août	1875	....	39 25 (2 h.)
24 novembre	1877	....	31 45
21 juillet	1881	....	30 00 (2 h.)
8 juin	1885	....	36 25 (en 2 ondées)
9 juillet	1889	....	15 00 (10 minutes)
22 octobre	1894	....	35 00

La durée de la plupart de ces averses n'a pas été enregistrée ; nous avons indiqué entre parenthèses celles qui ont été déterminées exactement.

La répartition diurne des pluies pour chacun des jours de l'année conduit aux remarques suivantes :

Janvier. — Le nombre des jours de pluie est peu élevé pendant la première dizaine ; il augmente dans la seconde et présente un maximum le 18 qui a donné 28 jours de pluie sur les 50 de la période 1845 à 1894. La troisième dizaine contient deux maximums, les 22 et 25, et trois minimums, les 26, 28 et 31 (21 j.).

FÉVRIER. — La première dizaine comprend un grand nombre de jours de pluie. Maximums : les 2 (28 j.), 7, 8 et 10 (27, 27 et 28 j.).

Pendant la seconde dizaine, les pluies sont moins fréquentes. Le 16, minimum du mois (16 j.). Du 20 au 25, fréquence normale ; augmentation les 26 et 28.

MARS. — Premier maximum le 1er (23 j.) ; maximums les 6 et 9 (23 et 24 j.). Dans la seconde dizaine, un minimum a lieu le 14 (17 j.) ; il est suivi d'un maximum le 18 (23 j.) ; puis les 20 et 23 se présentent les minimums du mois (15 et 16 j.). Les 25, 27 et 28 donnent généralement 50 o/o de jours de pluie.

AVRIL. — La fréquence des pluies est faible dans les deux premières dizaines, à l'exception du 8 qui donne un maximum de 30 j. et du 14 (23 j.). Dans la troisième dizaine, maximum le 21 (23 j.) et minimums les 23, 29 et 30 (14, 13 et 13 j.).

MAI. — Les jours de pluie sont assez fréquents du 1er au 15 ; toutefois deux minimums ont lieu le 5 (16 j.) et le 11 (16 j.). Le 20, un autre minimum de 16 jours est observé, puis le nombre des jours de pluie va en augmentant jusqu'au 27 (24 j.), pour redescendre ensuite jusqu'à la fin du mois.

JUIN. — Mois très accidenté pour la fréquence des pluies. Maximums les 2 (23 j) ; 4 (25 j.) et 16 et 17 (26 j.) ; minimums les 5 (18 j.) ; 11 (16 j.) ; 15 (17 j.) ; 19 (18 j.) ; 24 (13 j.) et 28 (13 j.). Les minimums des 24 et 28 (13 j.), sont les plus faibles de l'année.

JUILLET. — Du 1er au 23, peu de variations dans le nombre des jours de pluie. Maximum le 7 (22 j.) ; minimum le 18 (15 j.). Les 24 et 26, deux maximums importants ont lieu, avec 25 et 26 jours, puis la fréquence des pluies diminue rapidement pour n'atteindre que 15 jours le 31.

Aout. — Les jours de pluie vont graduellement en augmentant du 1er (17 j.) au 9 (23 j.). La seconde dizaine présente de nombreuses variations : minimums, les 12 (16 j.) ; 15 (17 j.) et 17 (18 j.) ; maximums, les 14 (23 j.) et 19 (27 j.). Le nombre des jours de pluie diminue ensuite très rapidement et descend à 14 le 22 ; il est normal du 24 au 31.

Septembre. — Fréquence des pluies assez grande les 1er, 2 et 3, avec un maximum de 26 jours à cette dernière date ; normale du 4 au 13 ; maximums les 14 et 15 (20 j.) ; minimum le 17 (15 j.); puis augmentation régulière jusqu'au 21 (30 j.) et diminution pareille jusqu'au 26 (17 j.).

Octobre — La première dizaine présente deux maximums les 3 et 8, de 26 et 25 jours, avec minimums les 4 et 6 (18 j.). Jusqu'au 17, fréquence normale des pluies, puis augmentation progressive jusqu'au 22, où elle atteint 29 jours, maximum du mois. Nouveaux maximums les 26 et 27 (27 et 26 j.), puis décroissance jusqu'au 31 (19 j.).

Novembre. — Le nombre des jours de pluie va en augmentant à peu près régulièrement du 1er au 26. Minimum du mois le 7 (13 j.). Maximums : les 14 (26 j.) ; 17 (30 j.) ; 24 (31 j.) et 26 (32 j).

Décembre. — La fréquence des pluies augmente du 1er au 5. Ce dernier jour, elle atteint le chiffre le plus élevé de l'année (34 j.), soit presque 70 o/o. Elle redescend ensuite rapidement jusqu'au 10, où a lieu le minimum du mois (16 j.) ; remonte à 30 jours le 14, descend à 21 jours le 19 ; atteint de nouveau 30 jours le 20, et se maintient normale du 24 au 31, à l'exception du 27 qui présente encore un maximum de 26 jours.

En résumé, la fréquence des pluies, pour un même jour de

l'année, peut varier de 26 o/o (1er avril, 24 et 28 juin et 7 novembre) à 68 o/o, le 5 décembre.

Voici, d'ailleurs, les percentages minimums et maximums des nombres de jours de pluie, pour chaque mois de l'année.

	Minimums			Maximums		
	—			—		
Janvier	32 o/o	le	1er	56 o/o	le	18
Février	32	»	16	56	»	2 et 10
Mars	30	»	20	50	»	27 et 28
Avril	26	»	1er	60	»	8
Mai	32	»	5, 11, 20 et 31	48	»	10, 19 et 27
Juin	26	»	24 et 28	52	»	16 et 17
Juillet	30	»	18 et 31	52	»	26
Août	28	»	22	54	»	19
Septembre	30	»	17	60	»	21
Octobre	36	»	4 et 6	58	»	22
Novembre	26	»	7	64	»	26
Décembre	32	»	10	68	»	5

3° Chutes de neige.

Les chutes de neige sont généralement rares et peu abondantes ; il n'y en a, en moyenne, par an, que 12 j. 28, savoir :

Jours		
—		
2 64	en	janvier
2 38		février
2 76		mars
0 66		avril
0 08		mai
0 18		octobre
0 86		novembre
2 72		décembre

La dernière neige de la saison froide a été constatée le 23 mai 1867, et la première, les 22 octobre 1859 et 1880.

Les chutes les plus importantes, ayant donné, en vingt-quatre heures, de 15 à 25 centimètres de hauteur à la surface du sol, ont eu lieu aux dates suivantes :

28 décembre 1849
3 janvier 1854
4 décembre 1879
18 janvier 1881
4 décembre 1886
5 janvier 1887
2 janvier 1893
16 janvier 1893

La chute du 18 janvier 1881, survenue dans la nuit, a couvert le sol d'une épaisseur de 0 m. 40 à 0 m. 50.

En 1863, il n'y a eu que trois jours de neige, et 4 jours en 1859 et 1866. Au contraire, on a compté 25 jours de neige en 1892 ; 24 en 1867 et 1869.

4° Orages.

La moyenne annuelle est de 13 j. 1 avec les minimums de 5 en 1845 et 1846 et 6 en 1863 et 1892 ; les chiffres maximums ont été observés en 1865 (31) et en 1880 (22).

Les orages les plus violents ont eu lieu :

le 14 juillet 1846
23 septembre 1848
13 juillet 1868
17 juillet 1880
17 juillet 1890

La répartition mensuelle des jours d'orage donne les résultats moyens ci-après :

	Jours
Janvier	0 22
Février	0 16
Mars	0 24
Avril	1 00
Mai	2 26
Juin	2 30
Juillet	2 74
Août	2 28
Septembre	1 20
Octobre	0 40
Novembre	0 12
Décembre	0 18

Les jours d'orage paraissent, comme ceux de pluie, groupés autour de certaines dates de chaque mois. C'est ainsi que les probabilités les plus fortes d'orage sont, pour chaque mois :

	Pour cent
Le 4 janvier	4
Les 3, 8, 10, 11, 17, 21, 27, 28 février	2
Les 7 et 29 mars	4
Les 2, 20 et 25 avril	8
Le 26 mai	16
Le 21 juin	20
Le 17 juillet	18
Les 16 et 17 août	16
Le 17 septembre	10
Les 3, 11 et 15 octobre	6
Le 26 novembre	4
Les 1, 7, 8, 14, 16, 17, 19 et 28 décembre	2

5° Grêles.

Il y a eu, par an, comme moyenne de la période 1845 à 1894 : 8 j. 6 de chutes de grêle, avec minimums de 1 jour en 1845 et 2 jours en 1855 et 1878, et maximums de 21 jours en 1885 et 16 jours en 1873.

Les chutes les plus importantes, comme grosseur des grêlons variant entre 1 et 2 centimètres de diamètre, se sont produites les :

26 août 1852
9 juillet 1853
28 juillet 1853
13 juillet 1868

La chute du 9 juillet 1853, survenue à 9 heures du matin, a été particulièrement désastreuse par la grosseur des grêlons atteignant celle d'un œuf de poule.

6° Nébulosité du Ciel.

L'état du ciel laisse beaucoup à désirer à Rouen. On n'y compte, en effet, en moyenne par an, que :

Jours	
52 1	sereins.
67 6	beaux avec nuages.
162 1	variables.
68 2	couverts avec pluie persistante.
15 3	» avec pluie continue.

Soit une moyenne mensuelle de :

Jours	
4 3	sereins.
5 6	beaux.
13 5	variables.
5 7	mauvais.
1 3	très mauvais.

Les chiffres extrêmes de très beau temps, pour la période de 25 ans seulement, relevée de 1870 à 1894, sont compris entre 32 en 1878 et 81 en 1893 ; les beaux jours, avec nuages, entre 50 en 1891 et 106 en 1874 ; les variables entre 135 en 1874 et 185 en 1892 ; les mauvais, entre 50 en 1870 et 87 en 1882, et les très mauvais, entre 4 en 1894 et 29 en 1877.

Les mois les plus favorisés, sous le rapport de la sérénité du ciel, sont :

			Jours
Mai,	avec une moyenne	de beaux jours de	12 80
Août,	»	»	12 44
Juin,	»	»	12 08
Juillet,	»	»	11 92
Avril,	»	»	11 32
Mars,	»	»	11 24
Septembre,	»	»	10 92

Les moins favorisés sont :

			Jours
Octobre,	avec une moyenne	de beaux jours de	9 32
Février,	»	»	7 60
Janvier,	»	»	7 48
Décembre,	»	»	7 40
Novembre,	»	»	6 16

La moyenne des jours variables présente peu d'amplitude ; elle est comprise entre 12 j. 44 en avril, et 15 j. 20 en janvier ; enfin, les mois présentant le plus grand nombre de jours mauvais et très mauvais sont :

		Jours
Décembre, dont la moyenne est de		9 84
Novembre,	»	9 56
Janvier,	»	8 32
Octobre,	»	7 88
Février,	»	7 56
Septembre,	»	6 40
Mars et avril,	»	6 24

		Jours
Juillet, n'a donné qu'une moyenne de		6 08
Août,	»	5 24
Mai,	»	5 24
Juin,	»	4 88

Les chiffres extrêmes de jours beaux, variables et mauvais, constatés dans le courant de l'année, sont résumés dans le tableau suivant :

MOIS	NOMBRE DE JOURS					
	Très beaux et beaux		Variables		Mauvais et très mauvais	
	Maxim.	Minim.	Maxim.	Minim.	Maxim.	Minim.
Janvier	14 (1891)	3 (1872-77-82-92)	22 (1882-92)	9 (1885)	18 (1877)	3 (1876)
Février	17 (1891)	1 (1877-1879)	19 (1878)	10 (1885-88-89-90)	16 (1877)	0 (1891)
Mars	23 (1880)	2 (1876-1888)	21 (1870)	6 (1880)	16 (1888)	2 (1871-80-84)
Avril	28 (1893)	3 (1889)	18 (1884)	2 (1893)	11 (1877)	0 (1893)
Mai	21 (1870-1888)	4 (1887)	19 (1891)	5 (1876)	11 (1887)	0 (1880-92)
Juin	22 (1870)	6 (1871-79-82-88)	19 (1871-86)	6 (1887)	13 (1879)	1 (1870
Juillet	23 (1885)	2 (1888)	18 (1883 94)	7 (1884)	15 (1879)	0 (1885-87)
Août	21 (1884)	1 (1891)	21 (1888)	7 (1884-87)	10 (1891)	1 (1871)
Septembre	20 (1870)	4 (1876-1882)	19 (1878-92)	4 (1870)	14 (1876)	1 (1888)
Octobre	15 (1871)	2 (1892)	19 (1876-89-92)	5 (1870)	18 (1870)	3 (1876)
Novembre	14 (1884)	2 (1878)	23 (1879)	9 (1872)	17 (1872-78-82)	2 (1879)
Décembre	15 (1890)	1 (1876-78-80)	24 (1878)	8 (1874)	17 (1886)	1 (1890)

En résumé, près de la moitié du nombre des jours de l'année est variable ; un tiers est beau et un quart, environ, mauvais.

7° Brouillards.

La moyenne annuelle de la période 1845-1894 est de 12 j. 08, avec maximums de 29 en 1885 et 28 en 1881 et 1887 ; et minimums de 1 en 1859, et 3 en 1845, 1847, 1858 et 1860.

Les brouillards les plus intenses, avec persistance pendant toute une journée, ont été observés les : 8 décembre 1850 ; 17 janvier 1860 ; 3 février 1861 ; 7 décembre 1873 et 19 décembre 1877.

8° Tempêtes.

Moyenne annuelle : 6 j. 68. Les plus violentes se sont fait sentir les : 26 février 1848 ; 12 mars 1848 ; 1er novembre 1859 ; 11 janvier 1866 ; 12 mars 1876 et 11 novembre 1891. La tempête du 12 mars 1876 a été la plus violente qui se soit produite à Rouen, et a causé de nombreux et importants dégâts aux édifices publics et privés.

9° Vents.

Le rapport entre les vents secs (E., N.-E., N. et S.-E.) et ceux humides (O., S.-O., N.-O. et S.) a été de :

$$\frac{149}{216} = 0,69.$$

La fréquence annuelle moyenne donne les résultats suivants :

Ouest	84 jours
Sud-Ouest	65 —
Nord-Ouest	45 —
Est	43 —
Nord	42 —
Nord-Est	42 —
Sud	22 —
Sud-Est	22 —
	365 jours

10° Phénomènes divers.

Aurores boréales : 25 octobre 1847 ; 4 février 1872 ; 17 novembre 1882 ; 12 août 1892 ; 28 février et 13 novembre 1894.

Tremblements de terre : 14 septembre 1866 ; 28 janvier 1878 et 30 mai 1889. Ces phénomènes ont présenté peu d'intensité et n'ont occasionné aucun dégât appréciable.

Halos solaires composés : 9 mars 1884 ; 3 mai 1886 et 3 mars 1890, comprenant le cercle de 22° de rayon, dont le soleil était au centre, un cercle vertical passant par le centre du soleil, les cercles tangents et les parhélies.

Trombes : Enfin, signalons que les environs de Rouen ont été dévastés, le 19 août 1845, par une trombe qui s'est déchaînée principalement dans la vallée de Malaunay. Le baromètre qui était, à Rouen, à 7 heures du matin, à 757 m/m 3, est descendu à 740 m/m 9, à 2 heures, et remonté à 749 m/m 9, à 9 heures du soir.

11° Pression barométrique.

La hauteur moyenne annuelle du baromètre, ramené à 0° et au niveau de la mer, a été de 760 m/m 9, se décomposant, pour chaque mois de l'année, de la manière suivante :

	Millimètres
Janvier	761 0
Février	761 7
Mars	760 0
Avril	759 3
Mai	760 4
Juin	761 5
Juillet	761 6
Août	762 0
Septembre	762 2
Octobre	759 8
Novembre	759 9
Décembre	760 9
Moyenne	760 9

Les hauteurs annuelles extrêmes ont varié entre 756 m/m 1 en 1846 et 763 m/m 5 en 1866 et 1893.

Les moyennes mensuelles ont varié dans les limites suivantes :

	Minimums		Maximums	
	m/m		m/m	
Janvier	750 1	(1856)	774 7	(1882)
Février..........	750 4	(1853)	773 8	(1891)
Mars............	750 1	(1848)	767 3	(1874)
Avril............	750 6	(1849)	767 4	(1870)
Mai..............	750 3	(1855)	769 1	(1880)
Juin.............	755 4	(1855)	767 5	(1865)
Juillet...........	754 9	(1855)	766 3	(1885)
Août............	755 8	(1845)	767 5	(1869)
Septembre.......	756 4	(1846)	768 7	(1865)
Octobre	751 4	(1846)	766 5	(1890)
Novembre	752 1	(1852)	770 0	(1867)
Décembre........	752 1	(1872 1876)	772 0	(1879)

Les amplitudes moyennes mensuelles sont plus prononcées en hiver qu'en été ; elles ont atteint 24 m/m 6 en janvier et n'ont point dépassé 11 m/m 4 en juillet.

Les hauteurs absolues extrêmes du baromètre ont été de 726 m/m 4 le 22 mars 1855 et 781 m/m 3 le 16 décembre 1865, soit une amplitude de la colonne mercurielle de 54 m/m 9.

En résumé, le climat de Rouen est essentiellement variable ; des températures extrêmes de chaleur et de froid y sont parfois constatées, mais elles sont généralement de courte durée. Les mêmes saisons sont souvent très différentes d'une année à l'autre, et, dans les périodes plus ou moins longues de sécheresse et de pluie qui se produisent quelquefois, il y a des variations considérables de température et des interruptions momentanées de ces périodes.

Ce résumé complet de cinquante années consécutives d'observations météorologiques, faites à Rouen, pourra peut-être nous permettre d'établir les relations qui peuvent exister, ou non, entre les différentes manifestations atmosphériques et certains phénomènes célestes.

Laval. — Imprimerie Parisienne, L. BARNÉOUD & Cie.

www.ingramcontent.com/pod-product-compliance
Ingram Content Group UK Ltd.
Pitfield, Milton Keynes, MK11 3LW, UK
UKHW012258240726
13966UKWH00004B/1483

9 782012 880429